Inhaltsverzeichnis

Einführung 7

Was ist genau ist die „Ash-Diät"? 11

Kapitel 1: Säure-Alkalin-Haushalt 101 - Alles, was Sie über den pH-Wert und was er mit Ihrer Gesundheit zu tun hat, wissen müssen..12

Gesundheit und pH-Wert 14

Bestimmung der Auswirkungen auf Ihren pH-Wert 16

Stimulanzien 17

Bewegung 18

Stress 19

Wasser 20

Personalisierung Ihres Plans 21

Bewertung Ihrer pH-Tendenzen (einige Menschen sind natürlich sauer). 22

Kapitel 2: Saure Abfälle und wie hohe Säurewerte verursachen Krankheiten und Übergewicht. 27

Anspruch auf Knochenschwund durch säurehaltige Ernährung 28

Anspruch auf Nierensteine aufgrund von hochsäurehaltiger Ernährung 29

Anspruch auf Krebs aufgrund von hochsäurehaltigen Diäten 30

Wenn sie meinen: Hohe Säure = hohe Gewichtszunahme .31

Kapitel 3: Symptome eines niedrigen Alkalispiegels 34

Sodbrennen und GERD 34

Zahnkaries 38

Blutzucker-Ungleichgewicht 38

Kapitel 4: Behandlung von Azidose 41

Kapitel 5: Vorteile der alkalischen Ernährung 43

Bewahrt die Knochendichte und fördert die Muskelmasse. 46

Senkt das Risiko von Bluthochdruck und Schlaganfall 47

Hilft bei der Verbesserung der Immunfunktion 48

Hilft bei der Senkung des Krebsrisikos 48

Senkt chronische Schmerzen und Entzündungen 50

Verbessert die Vitamin- und Mineralstoffaufnahme 51

Behält das optimale Gewicht bei 52

Kapitel 6: Gute basische Lebensmittel und schlechte basische Lebensmittel 54

Zu vermeidende Lebensmittel 54

Lebensmittel zur Erhöhung der Alkalität 56

Bonus-Kapitel: Köstliche Alkalinisierungsrezepte 59

1. Tomaten mit Quinoa-Füllung 59

2. Eiweißreicher Heidelbeer-Spinat-Smoothie 63

3. Minziger Kokosnuss-Shake mit Banane 65

4. Salatbecher gefüllt mit Adzuki-Bohnen und Avocado 67

Alkalische

Ernährung

Der ultimative Leitfaden für Anfänger zur alkalischen Ernährung, um Ihre Gesundheit natürlich zurückzugewinnen & auszugleichen, schnellen Gewichtsverlust zu erzielen, den pH-Wert zu verstehen und Ihren Körper zu transformieren + inklusive frische, schnelle und leckere Rezepte!

Von *Simone Jacobs*

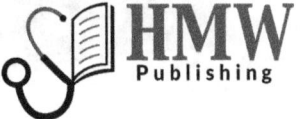

Für weitere tolle Bücher besuchen Sie uns:

HMWPublishing.com

Ein weiteres Buch kostenlos herunterladen

Ich möchte mich bei Ihnen für den Kauf dieses Buches bedanken und Ihnen ein weiteres Buch (genau so lang und wertvoll wie dieses Buch), „Gesundheits- & Fitnessfehler, von denen Sie nicht wissen, dass Sie sie machen", völlig kostenlos anbieten.

Besuchen Sie den untenstehenden Link, um sich anzumelden und es zu erhalten:

www.hmwpublishing.com/gift

In diesem Buch werde ich die häufigsten Gesundheits- und Fitnessfehler aufschlüsseln, die Sie wahrscheinlich gerade jetzt begehen, und ich werde Ihnen zeigen, wie Sie leicht in die beste Form Ihres Lebens kommen können!

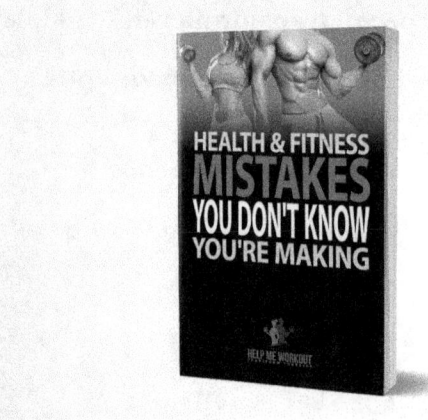

Zusätzlich zu diesem wertvollen Geschenk haben Sie auch die Möglichkeit, unsere neuen Bücher kostenlos zu bekommen, an Gewinnspielen teilzunehmen und andere wertvolle E-Mails von mir zu erhalten. Besuchen Sie den Link, um sich anzumelden:

www.hmwpublishing.com/gift

5. Linsen- und Thymiansuppe 69
6. Gurken-Lavendel-Wasser 71
7. Minzwasser mit Wassermelone 73
8. Kaltwasserkresse mit Avocado und Gurkensuppe ... 75
9. Grünes Curry 77
10. Schokoladenmousse mit Avocado 79
11. Gemüsestäbchen mit Guacamole-Dip 81
12. Nackte Chili 83
13. Grünkohl mit Quinoa-Salat serviert mit Zitronen-Vinaigrette Dressing 86
14. Beeren-Mandel-Smoothie 88
15. Bananen-Mandel-Beeren-Smoothie 90
16. Gemüse-Karotte-Lauchsuppe 92
17. Gemüse-Genusspasta 95
18. Rosenkohl-Salat mit Pistazien und Zitrone 98
19. Pasta-Zucchini mit Spinat-Zitronen-Pesto 100
20. Süße Kartoffelsuppe mit einem Hauch von Curry .. 102
21. Alkalische Power-Up-Belohnung 105
22. Schoko-Minze-Smoothie 107
23. Entgiftender Ingwer-Zitrone-Kurkuma-Tee 109

Fazit 111

Schlussworte 113

Über den Co-Autor 115

Einführung

In jüngster Zeit richtet sich die Aufmerksamkeit massiv auf die alkalische Ernährung sowie auf eine überraschende Zunahme der Zahl der Menschen, die dem, was es ist und was es so zugänglich macht, auf den Grund gehen. Am wichtigsten ist, wie effizient es sein kann, Ihren Körper zu heilen. Tatsächlich ist die zunehmende Popularität der alkalischen Diät so beeindruckend, dass daraus eine Menge Literatur hervorgegangen ist. Eine schnelle Google-Suche nach „Alkalischer Ernährung" würde in Sekundenbruchteilen 3,18 Millionen Ergebnisse zu diesem Thema liefern. Vor diesem Hintergrund, auf welches Schreiben sollten Sie Ihre Aufmerksamkeit richten? Welche sind deine Zeit wert? Und welche würden Ihnen die unvoreingenommenen Informationen geben, die Sie benötigen (ohne all die Hullabaloos und schwer zu verstehende Wissenschaftssprachen)?

Nun, Sie haben die richtige Entscheidung getroffen, als Sie sich für dieses Buch entschieden haben: *„Alkalische Ernährung: Der ultimative Leitfaden für alkalische Ernährung für Anfänger, um Ihre Gesundheit auf natürliche Weise wiederzugewinnen & auszugleichen, einen schnellen Gewichtsverlust zu erzielen, den pH-Wert zu verstehen und Ihren Körper zu transformieren + 50 köstliche Rezepte."*

Dieses Buch wird Sie durch alle wesentlichen Fakten führen, die Sie über die alkalische Diät wissen müssen. Alles Nötige ohne den schwer nachvollziehbaren Unsinn. Nur reine, praktische Informationen zusammen mit einfach zu befolgenden Vorschlägen für den Einstieg in die Ernährung sowie schnellen Korrekturrezepten, um Sie mit Ihrem besten Fuß voran zu bringen. Sie lernen die Bedeutung eines gut gepflegten alkalischen Verdauungssystems kennen und schätzen eine gesunde Ernährung, ohne viel opfern zu müssen. In diesem Buch finden Sie nicht nur alle hilfreichen Tipps für den Einstieg, sondern auch Tipps zur Beibehaltung der alkalischen Ernährung, um Ihren Erfolg sicherzustellen. Mit den fünfzig einfachen Rezepten können Sie sofort loslegen. Sie bekommen kein besseres Angebot als dieses!

Außerdem empfehle ich Ihnen, <u>sich für unseren E-Mail-Newsletter anzumelden,</u> um über neue Buchveröffentlichungen oder Werbeaktionen informiert zu werden. Sie können sich kostenlos anmelden und erhalten als Bonus ein kostenloses Geschenk: unser Buch *„Gesundheits- & Fitnessfehler, von denen Sie nicht wissen,* *dass Sie sie machen"*! Dieses Buch wurde geschrieben, um zu entmystifizieren, die wichtigsten Vor- und Nachteile aufzudecken und Sie endlich mit den Informationen auszustatten, die Sie benötigen, um sich in der besten Form Ihres Lebens zu befinden. Aufgrund der überwältigenden Menge an Fehlinformationen und Lügen, die von Magazinen und selbsternannten „Gurus" erzählt werden, wird es immer schwieriger, zuverlässige Informationen zu erhalten, um in Form zu kommen. Im Gegensatz zu dutzenden von voreingenommenen, unzuverlässigen und nicht vertrauenswürdigen Quellen, um Ihre Gesundheits- und Fitnessinformationen zu erhalten. In diesem Buch ist alles aufgeschlüsselt, was Sie brauchen, damit Sie es leicht nachvollziehen und sofort Ergebnisse erzielen können, um Ihre gewünschten Fitnessziele in kürzester Zeit zu erreichen.

Um sich für unseren kostenlosen E-Mail-Newsletter anzumelden und ein kostenloses Exemplar dieses wertvollen Buches zu erhalten, besuchen Sie bitte den Link und melden Sie sich jetzt an: www.hmwpublishing.com/gift

Was ist genau ist die „Ash-Diät"?

Einfach ausgedrückt, die Alkalische Diät oder die „Ash-Diät" ist eine Form der Diät, bei der Sie Lebensmittel zu sich nehmen, die die Bildung alkalischer Produkte im Körper fördern. Diese Diät ermöglicht eine leichte Erhöhung des pH-Werts im System, um ein gesünderes System im Körper zu unterstützen und zu fördern. Da sich gezeigt hat, dass Ihr innerer pH-Wert durch die Mineralzusammensetzung der von Ihnen konsumierten Lebensmittel beeinflusst wird, besteht das Ziel der alkalischen Ernährung darin, die Aufnahme von Lebensmitteln zu fördern, die dabei helfen, den pH-Wert der Flüssigkeiten in unserem Körper auszugleichen. Da abnormale pH-Werte im Körper mit Krankheiten und Beschwerden in Verbindung gebracht wurden, besteht die Idee darin, durch eine alkalische Diät den pH-Wert auszugleichen und das Auftreten chronischer Krankheiten zu verhindern.

Kapitel 1: Säure-Alkalin-Haushalt 101 - Alles, was Sie über den pH-Wert und was er mit Ihrer Gesundheit zu tun hat, wissen müssen

Um besser zu verstehen, wie die alkalische Diät funktioniert, ist es wichtig, dass wir uns zuerst mit der Wissenschaft befassen, die sie unterstützt. Ich weiß, dass ich bereits gesagt habe, dass dieses Buch vor allem wissenschaftlichen Kauderwelsch zurückschrecken wird, aber ich versichere Ihnen, dass dies nicht einfacher sein kann als Ihre typische Oberschulklasse. Wir müssen zuerst wissen, wie das pH-Gleichgewicht funktioniert. Die pH-Skala, die ein numerisches Maß für die Azidität oder Basizität einer Lösung ist, reicht von 1 bis 14. Sieben wird als neutraler Grund angesehen, und alles, was unter dem Sieben-Wert liegt, wird als sauer angesehen, während alles, was darüber liegt, alkalisch oder basisch ist. Der menschliche Körper ist in hohem Maße von einem optimalen pH-Wert abhängig, bei dem bestimmte Regionen oder Systeme streng kontrollierte Mechanismen aufweisen, um diesen optimalen pH-Wert aufrechtzuerhalten. Tatsächlich sind viele unserer Körperfunktionen so stark vom pH-Wert abhängig, dass eine leichte Abweichung vom optimalen pH-Wert katastrophale Folgen haben und in einigen Fällen sogar zum Tod führen kann. Und wir reden hier nicht über 2 oder 5 Punkt-Änderungen, es könnte nur eine Abweichung von 0,2 bis 0,5 vom optimalen Bereich sein, und das könnte eine Lebens- oder Todessituation bedeuten.

Wenn es um die menschliche Verdauung geht, sind es die Nieren, die dafür verantwortlich sind, den pH-Wert des Blutes sehr nahe an einem Wert von 7,4 zu halten, indem sie bestimmte Verbindungen entweder absondern oder absorbieren, um den pH-Wert zu regulieren. Dies ist der Hauptgrund dafür, dass das System das Herunterfahren von Fehlern nicht unterstützt, wenn wir plötzlich eine stark saure Diät einnehmen. Die Niere dient dazu, den pH-Puffermechanismus bereitzustellen. Die Forschung hat jedoch beständig gezeigt, dass eine chronische Ernährung mit stark sauren Lebensmitteln den menschlichen Körper schädigen und im Laufe der Zeit zu einigen gesundheitlichen Konsequenzen führen kann.

Gesundheit und pH-Wert

Was genau passiert mit dem menschlichen Körper, wenn der pH-Wert nicht ideal ist? Erstens sind essentielle Proteine im Körper, die wir Enzyme nennen, stark betroffen, wenn der pH-Wert des Körpers stark schwankt. Enzyme im Körper sind dafür verantwortlich, dass unabdingbare Reaktionen stattfinden, und sie können nur im optimalen pH-Wert funktionieren. Wenn sie entweder einem so viel höheren oder einem so viel niedrigeren pH-Wert als ihrem optimalen pH-Wert ausgesetzt sind, neigen die Enzyme dazu, ihre Struktur zu ändern und ihre Funktion einzustellen. Dies kann für den Körper katastrophal sein, da wir dann viele der erforderlichen biologischen Funktionen hemmen.

Eine weitere Bedeutung eines ausgeglichenen inneren pH-Werts ist der Schutz vor mikrobiellen Krankheitserregern, bakteriellen, pilzlichen und viralen Mikroorganismen, die wir als Keime bezeichnen und die kontinuierlich in unseren Körper eindringen. Diese lebenden Organismen gedeihen unter ihrem optimalen pH-Wert. Unsere Körper sind so konstruiert, dass sie bei einem bestimmten pH-Wert gut funktionieren, egal ob dieser Wert unter oder über dem Wert liegt, damit diese invasiven Mikroorganismen in unserem Körper gedeihen können.

Ein weiteres wichtiges Merkmal für einen optimalen pH-Wert ist der Zustand des Immunsystems. Das Immunsystem besteht aus einer Armee von weißen Blutkörperchen und anderen Zellen, die unsere Körper von jeglicher Bedrohung verschlingen und befreien sollen. Diese Zellen des Immunsystems sind stark von der Alkalität oder Säure des Körpers abhängig, sodass alles, was über den optimalen pH-Wert hinausgeht, unser Immunsystem gefährdet und seine Funktionsfähigkeit beeinträchtigt.

Um den leicht zentralen Zustand aufrechtzuerhalten, muss der Körper ständig daran arbeiten, Verbindungen freizusetzen oder aufzunehmen. Die meisten Reaktionen, die natürlicherweise im menschlichen Körper auftreten, führen zur Bildung von sauren Verbindungen und der Körper muss sich sofort darauf einstellen. Dieser Zustand wird weiter gestört, wenn wir unseren Körper in unserer Diät immer wieder mit säureproduzierenden Nahrungsmitteln belasten.

Bestimmung der Auswirkungen auf Ihren pH-Wert

Der pH-Wert wird nicht nur durch die Ernährung bestimmt, die Sie beibehalten möchten, oder auch durch die Art der aufgenommenen Lebensmittel. Diese Bedingung ist, wie fast alles, was mit dem Wohlbefinden eines Menschen zu tun hat, auch stark vom ganzheitlichen Lebensstil des Menschen abhängig. Genau wie alles, was mit Gesundheit zu tun hat (oder allgemeiner mit dem Leben), ist Mäßigung der Schlüssel. Das Gleichgewicht in allem ist die Lösung, um körperlich, emotional und geistig fit zu bleiben. Zu viel von etwas ist genauso schlimm wie zu wenig von einer Sache. Darüber hinaus ist der richtige pH-Wert für bestimmte

Regionen in Ihrem Körper variabel. Ein Phänomen, das sehr vernünftig ist, da nicht alle Organe auf die gleiche Weise funktionieren und jeder komplizierte Prozess im menschlichen Körper eine Menge hochentwickelter Methoden beinhaltet. In diesem Buch möchten wir uns darauf konzentrieren, wie der pH-Wert in unserem Verdauungssystem aussehen würde beeinträchtigen Ihr Wohlbefinden. Die folgenden Faktoren gehören zu den häufigsten, die den pH-Wert Ihres Verdauungssystems erheblich verändern.

Stimulanzien

Der Magen-Darm-Trakt ist ein komplexes System und funktioniert gut, wenn wir unsere Nahrungsaufnahme in kleinere Moleküle aufteilen, die für die Nährstoffaufnahme des Körpers sinnvoller wären. Es muss im richtigen pH-Bereich liegen. Mehrere Faktoren stimulieren die Säuresekretion im Magen-Darm-Trakt und die meisten davon hängen von Dingen ab, die wir in unserem Körper aufnehmen.

Wenn es um Säuresekretion geht, ist proteinreiche Nahrung

ein wirksameres Stimulans im Körper als Nahrung, die hauptsächlich aus stärkehaltigen Produkten, Kohlenhydraten oder Lipiden besteht. Dies bedeutet, dass die Einnahme von proteinreichen Nüssen, Bohnen, Eiern und Fleisch den Säuregehalt des Magen-Darm-Trakts besser anregt, als nach Lebensmitteln zu greifen, die hauptsächlich Brot, Zucker oder fetthaltige Lebensmittel sind.

Bewegung

Es hat sich gezeigt, dass Bewegung die Wirksamkeit der Verdauung positiv verbessert und letztendlich zu einem gesunden Gewicht führt. Verschiedene Trainingsarten können zu gemischten Ergebnissen und negativen Auswirkungen auf das Verdauungssystem führen. Zum Beispiel können Cardio-Übungen wie Laufen auf einem Laufband oder Radfahren dazu beitragen, Sodbrennen zu reduzieren oder zu vermeiden. Es wurde gezeigt, dass Bewegung mit geringen Auswirkungen, die die richtige Atmung und Herzfrequenz fördern, einen gesünderen Stuhlgang fördern können.

Auf der anderen Seite können extreme Bewegung, die

normalerweise einen starken Aufprall und wiederholte Bewegungen beinhalten, wie z. B. starkes Bankdrücken oder Aufhängen von Beinheben oder Hantelkniebeugen, mehr Schaden als Hilfe bringen, indem sie Verdauungsstörungen verursachen. Aus diesem Grund ist es wichtig, dass Bewegung auch in Maßen durchgeführt wird.

Stress

Es gibt eine komplizierte Beziehung zwischen dem Verdauungssystem und dem Nervensystem, bei der das Nervensystem die Funktionen des Verdauungssystems ausführlich kontrollieren könnte und hauptsächlich die Sekretion von Salzsäure im Magen mit einbezieht. Dies ist der Grund, warum Ihr Magen dazu veranlasst wird, bei der Zubereitung einer Mahlzeit Säure abzuscheiden, sobald Sie Lebensmittel sehen, sich vorstellen oder riechen. Diese Art der Stimulation hängt nicht von der Nahrung ab, sondern hauptsächlich von der Wahrnehmung des Nervensystems. Auf die gleiche Weise kann Stress, bei dem im Körper hohe Mengen an Stresshormonen freigesetzt werden, auch den Säuregehalt des Magens und schließlich jedes Teils des

Verdauungssystems erheblich beeinträchtigen. Stress kann dazu führen, dass das Verdauungssystem ausgeschaltet wird, da auch das Zentralnervensystem ausgeschaltet wird. Dies verringert die Sekretion im Verdauungssystem und schließlich die Entzündung des Magen-Darm-Systems, wodurch der Körper umso anfälliger für Infektionen wird.

Um die Verdauung zu unterstützen, müssen wir unseren Stress immer unter Kontrolle halten. Entspannungstherapien stehen zur Verfügung, um mit Stressproblemen umzugehen. Möglicherweise ist es das beste Mittel, um mit Stress umzugehen, die Ursache von Stress ganz zu begrenzen oder zu vermeiden.

Wasser

Die gängige Vorstellung ist, dass Wasser Verdauungssäfte verdünnen würde. Dies ist ein vernünftiger Begriff, da Wasser das universelle Lösungsmittel ist. Wasser hilft bei der richtigen Verdauung der Nahrung, kann aber allein nicht die Aufnahme fördern. Ein anderer Aspekt ist jedoch die Aufnahme von ionisiertem oder alkalisiertem Wasser. Es wurde gesagt, dass ionisiertes Wasser Effekte hatte, die eine gute Verdauung fördern, aber nur nicht innerhalb von 20 Minuten nach einer Mahlzeit, einschließlich vor und nach der Einnahme. Denn es hat sich gezeigt, dass der hohe Ionengehalt im alkalischen Wasser den Säuregehalt des Verdauungssystems beeinträchtigen kann und dies wiederum zu Problemen bei der Nahrungsverdauung führen würde.

Einerseits gilt das Trinken von alkalischem Wasser vor oder nach dem 20-minütigen Zeitrahmen als gute Praxis für einen gesünderen Verdauungstrakt.

Personalisierung Ihres Plans

Bei all den Vorteilen eines gesunden pH-Werts ist es äußerst wichtig, dass wir mit unserer Säure oder Alkalinität Schritt halten können. Der Trick ist zu wissen, dass nicht jeder Typ der gleiche ist, sodass jeder unserer Körper auf einen bestimmten Auslöser anders reagiert. Im folgenden Abschnitt lernen wir, wie einfach es ist, den pH-Wert unseres Körpers zu messen, und lernen dann einige praktische Tipps zur Beurteilung unserer pH-Tendenzen.

Bewertung Ihrer pH-Tendenzen (einige Menschen sind natürlich sauer).

Es ist sehr wichtig, dass wir den pH-Wert unseres Körpers testen, da dies uns nicht nur ein Gefühl dafür gibt, wo sich unser Körper in der pH-Zone befindet. Es wird auch einen Hinweis darauf geben, ob es auf metabolische Säure oder Gleichgewicht abzielt oder alkalischer ist, als es für unseren Körpertyp als optimal zu erwarten ist.

Die beste und möglicherweise einfachste und praktischste Methode zur Bestimmung des pH-Werts Ihres Körpers besteht darin, die ausgeschiedenen Körperflüssigkeiten wie Speichel oder Urin zu testen. Alles, was Sie brauchen, um zu entscheiden, ist ein Weg, um es zu messen. Jetzt gibt es die ausgefeiltere Methode zur Messung des pH-Werts, bei der Sie Geräte in Laborqualität verwenden, die als pH-Meter bezeichnet werden und über diese Sonde verfügen, die Sie in Ihre interessierende Lösung eintauchen müssen, damit Sie den pH-Wert so genau wie möglich quantifizieren können. Zum Glück müssen wir nicht die ganze Komplexität durchmachen und haben plötzlich das Gefühl, dass wir wieder in unser wissenschaftliches Schullabor gehen. Zum Glück können wir ein so einfaches Werkzeug wie Papier verwenden.

pH-Papiere sind Dokumente, die speziell für die Erfassung des pH-Werts entwickelt wurden. Es hätte all diese Indikatoren, die je nach Säuregehalt oder Basizität Ihrer Flüssigkeit eine andere Farbe hätten. Sie müssen dieses pH-Papier nur mit Ihrer Lösung benetzen, einige Sekunden warten und die Farbänderung im pH-Papierstreifen mit dem angegebenen pH-Wert vergleichen.

Um den aktuellen pH-Wert unseres Körpers zu testen, ist es am besten, wenn Sie diesen Test am Morgen vor dem Frühstück durchführen, um den pH-Wert Ihres Körpers im Steady-State ohne Einfluss von Nahrungsmitteln zu erfassen. Machen Sie diesen Test also als erstes in Ihrem Morgenprogramm, nachdem Sie aufgewacht sind – und so viel wie möglich, wenn Sie mindestens 6 Stunden lang gut geschlafen haben, um sicherzustellen, dass sich Stress nicht auf Ihre pH-Werte auswirkt.

Um diesen Test mit Urinproben durchzuführen, können Sie den ersten Urin Ihres Morgens in einer Tasse sammeln und den pH-Papierstreifen eintauchen, um den pH-Wert Ihres Körpers zu bestimmen. Eine andere Möglichkeit besteht darin, den Test mit Ihrem Speichel durchzuführen. Bei den beiden Proben hat die Forschung gezeigt, dass die erstere besser ist, insbesondere wenn die Urinprobe die erste ist, die nach mindestens sechs Stunden Schlaf freigesetzt wird. Speichel ist weniger ausreichend, nur weil die Speichelprobe viel mehr Enzyme enthält und weil die Urinproben direkt aus dem Inneren des Körpers stammen.

Um Ihren pH-Wert mit Speichelproben zu testen – beachten Sie, dass dies am besten mit Proben durchgeführt wird, die als erstes am Morgen entnommen wurden –, nehmen Sie einen Schluck Wasser und gurgeln Sie und spülen Sie Ihren Mund damit aus. Spucken Sie die Wäsche aus und sammeln Sie dann einige Ihrer Speichel mit einem Löffel. Tauchen Sie den pH-Papierstreifen in die Speichelprobe und warten Sie, bis sich die Farbe verändert und stabilisiert hat. Es ist wichtig, dass Sie Ihre Zähne nicht putzen, noch nichts essen oder trinken, bevor Sie den Test durchführen. Denken Sie daran, dass wir versuchen, den aktuellen pH-Wert Ihres Körpers festzustellen.

Führen Sie diese einfachen Tests durch, um den pH-Wert Ihres Körpers zu überwachen. Obwohl Sie Ihren pH-Wert nicht täglich messen müssen, wäre es schön, diese einfache Morgenroutine in eines Ihrer Wochenenden zu integrieren. Führen Sie diesen Test ein- oder zweimal pro Woche durch und protokollieren Sie Ihre pH-Änderungen. Es ist besonders wichtig, wenn Sie das Ziel haben, den pH-Wert Ihres Körpers zu kontrollieren. Ich gehe davon aus, dass dies der Fall ist, da Sie dieses Buch jetzt in der Hand halten.

Ein wichtiger Hinweis ist auch, dass andere zwar häufiger als die anderen mit einem sauren pH-Wert von weniger als 6,5 beginnen, dies jedoch völlig normal ist. Besonders angesichts der Art der Ernährung, die ein Durchschnittsamerikaner heutzutage haben würde. Alles, was Sie tun müssen, ist, Ihren pH-Wert zu erhöhen, indem Sie mehr Obst und Gemüse, Nüsse, Wurzelfrüchte, Gewürze und Samen zu sich nehmen, und dies alles, um Ihre Alkalität zu verbessern. Glücklicherweise hilft Ihnen dieses Buch mit vielen praktischen Tipps und einfach zu erstellenden Rezepten dabei.

Wenn Ihr pH-Wert hingegen über der 7,5-Marke liegt, was auf einen stark alkalischen Steady-State-pH-Wert hindeutet, kann dies an einem hohen Stickstoffgehalt in Ihrer Urin- oder Speichelprobe liegen. Dies wird beobachtet, wenn mehr als der übliche Katabolismus oder der natürliche Abbau bestimmter Körpergewebe vorliegt. Der Vorteil, den pH-Wert Ihres Körpers regelmäßig messen zu müssen, besteht darin, dass Sie zumindest die Veränderungen Ihres Körpers im Auge behalten. Wenn Ihre Messwerte konstant nahe an der pH-Wert-Marke von 8,0 lagen, sollten Sie sich an Ihren Arzt wenden und sich beraten lassen, wie Sie die Gewebereparatur durchführen und den zu starken katabolen Zustand Ihres Körpers vermeiden können.

Kapitel 2: Saure Abfälle und wie hohe Säurewerte verursachen Krankheiten und Übergewicht.

Die Ernährung spielt eine Hauptrolle für den allgemeinen Wohlstand eines Menschen, und die Einnahme falscher Lebensmittel kann zu einer Verschlechterung des menschlichen Körpers führen. Wir müssen sehr vorsichtig damit sein, wie wir unseren Körper pflegen, denn trotz des jahrmillionenlangen evolutionären Vorteils und des Lernens, mit jedem Angriff umzugehen, sind unsere Körper immer noch sehr anfällig für Schäden. Und der effizienteste und leiseste Angreifer für unsere Gesundheit ist die Nahrung, die wir zu uns nehmen. Wir sind uns vielleicht nicht bewusst, aber die kleinen Mengen fettiger Pommes oder schleimiger Burger-Pastetchen oder brennenden Alkohols können ausreichen, um sich in unseren Systemen anzusammeln und zu verzehren.

Wenn es um stark saure Diäten und deren Zusammenhang

mit einigen Krankheiten geht, sind hier nur einige der wichtigsten Auswirkungen, die saure Diäten auf unseren Körper haben:

Anspruch auf Knochenschwund durch säurehaltige Ernährung

Wenn Sie zu viel Säure in Ihrem System haben, neigen Sie dazu, eine chronische Azidose zu entwickeln, und diese Krankheit wurde in vielen Studien aufgrund der Abnahme der Knochendichte mit Knochenerkrankungen in Verbindung gebracht. Zu viel Säure, die in Protonenmolekülen im Körper und im Blut sehr häufig vorkommt, würde bedeuten, dass Ihr Körper versucht, diesen pH-Abfall zu kompensieren, indem er versucht, ihn zu erhöhen. Und der Körper reagiert darauf, indem er Calciumionen aus den Knochen in das Blut abgibt. Calciumionen sind seltene alkalische Mineralien. Eine chronische Azidose würde jedoch dazu neigen, den Knochen das dringend benötigte Kalzium zu entziehen, das sie zum

Aufbau der Knochendichte benötigen, was wiederum zu Knochenschwund und Krankheiten führt.

Anspruch auf Nierensteine aufgrund von hochsäurehaltiger Ernährung

Es wurde gezeigt, dass Menschen, die an einer chronischen Nierenerkrankung leiden, ein höheres Risiko haben können, dass sich ihre Erkrankung zu einem Nierenversagen entwickelt, wenn sie sich routinemäßig stark sauer ernähren. Diäten mit hohem Säuregehalt sind reich an Fleisch und wurden mit diesem Fortschreiten von Nierenversagen in Verbindung gebracht. Tatsächlich haben Patienten mit chronischen Nierenerkrankungen ein dreimal höheres Risiko, Nierenversagen zu entwickeln, als ihre Kollegen, die viel Alkali konsumieren. Menschen sollten dieser Tendenz mehr Aufmerksamkeit schenken, insbesondere wenn sie bereits einem Risiko für Nierenerkrankungen ausgesetzt sind.

Anspruch auf Krebs aufgrund von hochsäurehaltigen Diäten

Es gibt eine ausreichende Menge an Daten, die den Zusammenhang zwischen pH-Wert und Krebs herstellen. In veröffentlichten Beiträgen präsentierten sie Forscher, die unterstützten, wie Krebs in einem sauren Umfeld gedeihen würde. Dies ist eine Folge der Freisetzung von zu viel Milchsäure durch Krebszellen. Im Gegensatz dazu würden Krebszellen in der sauren Umgebung eine größere Chance auf Fortpflanzung haben. Studien besagen, dass der Körper, wenn er beginnt, säurebildende Substanzen anzusammeln, Materialien freisetzt, die versuchen würden, den Abfall des pH-Wertes zu umgehen. Mit der Zeit werden diese Elemente für die Zelle giftig, wenn der Sauerstoffgehalt sinkt und die erbliche DNA und die Atmungsenzyme in Mitleidenschaft gezogen werden. Die natürliche Tendenz der Batterie besteht darin, in den physischen Zelltod oder die Apoptose einzutreten, da die Zellen für den Körper nicht mehr von Nutzen sind, sondern eher eine Haftung als ein Vermögenswert darstellen. Einige Zellen überleben jedoch und anstatt in einen normalen Zellselbstmord zu geraten, würden sie abnormale Zellen werden, die in der Lage sind, einem hohen Gehalt an sauren Substanzen in ihrer Umgebung zu widerstehen. Die abnormalen Zellen werden zu sogenannten malignen Zellen, die weder auf das Nervensystem noch auf die körpereigene Kontrolle der Genexpression ihrer DNA reagieren. Stattdessen beginnen diese Krebszellen, sich zu vermehren und immer mehr Kopien von sich selbst anzufertigen. Sie wachsen auf unbestimmte Zeit und ohne Kontrolle, bis sie Krebs geworden sind. Dieser stille Mörder, der jetzt Millionen der Weltbevölkerung verwüstet.

Wenn sie meinen: Hohe Säure = hohe Gewichtszunahme

Es gibt eine komplizierte Beziehung zwischen dem Körperfett und dem Säuregehalt des Körpers. Obwohl diese Tatsache vielen Menschen zu entgehen scheint und die Schuld auf das gut ausgeprägte „Täter"-Fett zu schieben scheint, kann es sein, dass die Körpersäure viel mit dem Körpergewicht einer Person zu tun hat oder vielleicht sogar der Mastermind-Täter danach ist alle. Wie verstehen wir das? Warten Sie eine Minute, wird Fettleibigkeit nicht an der überschüssigen Fettmenge gemessen, die Sie schließlich haben? Es ist also richtig, alles auf das Fett zu schieben!

Na ja, nicht ganz richtig. Die Sache ist, wenn Ihr Körper zu viel Säure erfährt; er beginnt, all diese Giftstoffe zu produzieren, die für den Körper zutiefst schädlich sind. Wie wir oben gesehen haben, kann es zu Knochenschwund, Nierenversagen oder Krebs kommen. Es wurde sogar mit vorzeitigem Altern, Diabetes und vielen anderen Problemen in Verbindung gebracht. Als Reaktion auf diese mögliche Bedrohung versucht der Körper, sich selbst zu schützen, indem er Fettzellen schafft, die als Speicher für diese Toxine dienen, die überschüssigen sauren Substanzen absorbieren und verhindern, dass sie den Körper weiter schädigen. Daraus folgt, dass je mehr saure Stoffe der Körper produziert, desto mehr Fettzellen werden benötigt, um diese Toxine zu speichern.

Kurz gesagt, die beste Art, dies zu betrachten, ist, wenn Sie nicht viel Müll haben, den Sie aufbewahren müssen, dann müssten nicht viele dieser großen Fächer vorhanden sein. Wenn Sie nicht viele der schädlichen sauren Substanzen hätten, die als Toxine wirken, dann müsste Ihr Körper nicht mehr Fette produzieren. Wenn Sie also das nächste Mal anfangen, Ihre Fette genau zu bestimmen, um Ihnen eine schreckliche Zeit zu verschaffen, in der Sie versuchen, in Ihre Jeans zu passen, dann beginnen Sie vielleicht, die wahre Ursache des Problems zu suchen und Ihre Ernährung neu zu überdenken.

Kapitel 3: Symptome eines niedrigen Alkalispiegels

Sodbrennen und GERD

Sodbrennen ist eines der häufigsten medizinischen Probleme, unter denen Amerikaner monatlich leiden. Bis zu 40% der Amerikaner berichten, dass sie regelmäßig an dieser Krankheit leiden. Es ist Teil eines durchschnittlichen amerikanischen Lebensstils geworden, dass man das Problem leicht abschütteln kann, sobald man denkt, dass es nur einer dieser Tage ist, an denen man etwas "Schlechtes" zu essen hat. Sobald dieses brennende und säurehaltige Gefühl in Ihrer Brust brodelt, ist die erste Behandlung eines gewöhnlichen Amerikaners eine schnelle Linderung von Beschwerden - die beliebteste ist das handliche Pepto-Bismol. Sodbrennen sollten jedoch nicht schnell abgestellt werden. Der Grund für dieses Sodbrennen kann schwerwiegender sein als Sie denken, und dies umso mehr, wenn das Problem häufiger als gewöhnlich auftritt.

Das brennende Gefühl, das man als Folge von Sodbrennen verspürt, wird durch den Rückfluss von säurebeladenem Mageninhalt verursacht, der durch ein defektes Ösophagusventil verursacht wird, das verhindert, dass der Mageninhalt wieder hochkommt. Sodbrennen ist die primäre und wahrnehmbare Nebenwirkung einer niedrigalkalischen Ernährung, und dies kann zu einer Reihe weiterer lebensbedrohlicherer Probleme für eine Person führen.

Die schwerere Form des Sodbrennens wird als gastroösophageale Refluxkrankheit oder GERD bezeichnet. Dies tritt auf, wenn eine Person unter chronischem Sodbrennen leidet und das unkontrollierte Fortbestehen dieser Krankheit zu erheblichen Gesundheitsproblemen führen kann, die Ihre Zähne und Ihre Speiseröhre schädigen können.

Die Speiseröhre verbindet Ihren Mund mit Ihrem Magen, und wenn die Magensäure wieder nach oben fließt, ist dies die Grundlage für Schwellungen und Reizungen der

Speiseröhrenschleimhaut. Die Entzündung kann es einer Person sehr schwer machen zu schlucken und ist ein Gesundheitszustand, der Ösophagitis genannt wird.

Auf der einen Seite, wenn GERD weiterhin bestehen bleibt, wird es schließlich Wunden in den epidermalen Wänden der Speiseröhre verursachen, dies macht GERD die häufigste Ursache für Geschwüre. Assoziierte Symptome von Geschwüren der Speiseröhre können Schmerzen in der Brust, Übelkeit und Schmerzen beim Schlucken sein.

Wenn die Entzündung hartnäckig anhält, kann die Schwellung im Laufe der Zeit zu bleibenden Schäden und eventuellen Narben in der Speiseröhrenschleimhaut führen. Der Aufbau dieses Narbengewebes in der Speiseröhre würde die Speiseröhre verengen und verengte Regionen erzeugen, die als Ösophagusstrikturen bezeichnet werden. Dadurch wird es noch schwieriger, Lebensmittel und Flüssigkeiten zu schlucken, was schließlich zu Gewichtsverlust und Austrocknung führt. Dies ist ein ernstes Problem und sollte nicht leicht genommen werden. Zu den Behandlungen gehört ein Verfahren, mit dessen Hilfe die Strikturen durch sanftes Strecken der Speiseröhre gelockert werden.

Ein weiteres ernstes Problem im Zusammenhang mit saurem Reflux heißt Barrett-Ösophagus, und etwa 1 von 10 Personen mit GERD entwickeln diesen Zustand. Dieses Problem wird durch Magensäure verursacht, die präkanzeröse Veränderungen in den epidermalen (äußeren oder oberflächlichen) Zellen der Speiseröhre hervorruft. Dies erhöht das Risiko für Speiseröhrenkrebs, glücklicherweise wurde bei nur 1 von hundert Menschen mit Barrett-Ösophagus Speiseröhrenkrebs festgestellt. Dies sollte jedoch nicht als selbstverständlich angesehen werden, da die Erkrankung nicht zu offensichtlichen Symptomen führt und Brustschmerzen, die normalerweise mit Speiseröhrenkrebs in Verbindung gebracht werden, typischerweise erst in späteren Stadien der Krankheit auftreten, wenn sie fortgeschritten sind. Es ist jedoch am besten, professionellen Rat einzuholen, wenn Sie in letzter Zeit mehr als die üblichen Anfälle von saurem Rückfluss und Sodbrennen hatten. Um Krebs mit Sicherheit ausschließen zu können, kann eine Endoskopie erforderlich sein, bei der ein dünner, flexibler Schlauch mit einer Kamera an der Spitze und einer

Verbindung zum Computer es einem Arzt ermöglicht, die Innenseiten Ihrer Speiseröhre zu betrachten.

Zahnkaries

Dieses Symptom hängt hauptsächlich mit dem oben genannten Zustand zusammen, bei dem die Säure vom Magen in den Mund zurückfließt. Sodbrennen als Folge einer niedrigalkalischen Ernährung kann Ihr schneidiges Lächeln ebenfalls in Mitleidenschaft ziehen. Magensäure ist wie die meisten Säuren stark ätzend und kann die harte Außenhülle der Zähne, die als Schutzschicht dient und als Schmelz bezeichnet wird, angreifen. Der Zahnschmelz schenkt uns ein perlweißes Lächeln und beugt Plaquebildungen und Karies vor. Ohne diesen Effekt werden die Zähne geschwächt und vergilbt.

Blutzucker-Ungleichgewicht

Einige Symptome im Zusammenhang mit einem

Ungleichgewicht des Zuckers infolge eines niedrigen pH-Werts sind hartnäckige Kopfschmerzen, die erst nach dem Essen verschwinden würden. Es gibt auch Anfälle von Energieschwankungen während des Tages, bei denen Sie mit einer so hohen Energie beginnen und in wenigen Stunden zu müde und übermüdet werden können, ohne auch nur zu viel Kraft aufwenden zu müssen. Niedrige pH-Werte können auch das Verlangen nach einfachem Zucker, Kohlenhydraten und vielen Süßigkeiten steigern, da dies die Beschwerden bei Zucker sofort lindert. Es gibt auch solche Episoden, in denen nach einer Mahlzeit gesperrt oder die Zone verlassen wird oder die Millennials gerne als „Nahrungskoma"'"bezeichnen. Kaffeesüchtige müssen möglicherweise darauf achten, dass ihre Abhängigkeit vom Kaffee auch auf eine niedrige Alkalität zurückzuführen ist. Und Benommenheit kann auch dazu führen, dass Mahlzeiten fehlen.

Das Ungleichgewicht des Zuckers im Körper ist darauf zurückzuführen, dass Ihr Körper nicht in der Lage ist, seine Kraftstoffquelle – Glukose – effizient zu handhaben. Für eine ordnungsgemäße Funktion muss der Körper Glukose metabolisieren, verdauen und abbauen und den

Blutzuckerspiegel in einem optimalen Bereich halten. Alles, was darunter liegt, kann Benommenheit verursachen, da dies dem Gehirn insbesondere weniger Glukose zuführt. Einerseits würde zu viel Glukose zu einem sogenannten „Zuckerschub" führen, bei dem eine Person Episoden von Entlüftungsöffnungen mit hoher Energie erlebt. Die Fluktuation ist zu hoch, während oder nach einer Mahlzeit schwankt die Energie zu niedrig, wenn Sie eine Mahlzeit auslassen, und Ihr Körper hat keine Nahrungsreserve mehr.

Kapitel 4: Behandlung von Azidose

Um die wahre Ursache des Problems genau zu beheben, muss der Arzt in der Lage sein, den Zustand des Patienten zu bestimmen, und nur dann kann er oder sie die richtige Art der Behandlung für Azidose bereitstellen. Es gibt jedoch einige vorübergehende Sofortbehandlungen, die bei jeder Art von Azidose angewendet werden können, unabhängig von der Ursache. Eine der beliebtesten Behandlungen ist die orale Einnahme von Natriumbicarbonat (Backpulver oder allgemein als Antazida bekannt). Dies hilft bei der vorübergehenden Erhöhung des Blut-pH-Werts und ist ein bevorzugtes Medikament, da es rezeptfrei gekauft und oral eingenommen werden kann oder einige Formen über einen intravenösen (IV) Tropf erfolgen können.

Azidosen, die die Atemwege betreffen, können durch gezieltes Anvisieren der Atemwege behandelt werden und die Lunge entlasten. Es können Medikamente zur Erweiterung der Atemwege verschrieben werden, oder es können einem Patienten auch Geräte verabreicht werden, die es einem Patienten ermöglichen, der die Atmung behindert oder die Atemmuskulatur geschwächt hat, besser zu atmen. Geräte wie diese werden als CPAP-Geräte (Continuous Positive Airway Pressure) bezeichnet.

Azidose, die mit Nierenversagen in Verbindung gebracht wurde, könnte auch explizit mit Natriumcitrat behandelt werden, um Probleme mit Nierensteinen zu lindern. Eine falsche Blutzuckerbilanz, die aus einem pH-Ungleichgewicht resultiert, kann mit intravenösen Flüssigkeiten und Insulin behandelt werden, um den pH-Wert optimal zu halten. Dies ist insbesondere bei Patienten erforderlich, die bereits an Diabetes mellitus oder Ketoazidose leiden.

Kapitel 5: Vorteile der alkalischen Ernährung

Viele Arten von Forschung würden weiterhin die vielen Vorteile der Einnahme alkalisch induzierender Diäten unterstützen. Tatsächlich haben Studien gezeigt, dass sich von unseren frühen Vorfahren eine Menge geändert hat, seit unsere Ernährung von einem Jägersammelsystem zu unserem gegenwärtigen Zustand übergegangen ist, in dem der Großteil unserer Nahrungsaufnahme jetzt aus Fast-Food-Auswahl und hohem Natrium- und hohem Natriumgehalt besteht -Fettgehalt. Früher war die durchschnittliche Nahrungsaufnahme seit Hunderten von Jahren hoch an Kalium, Magnesium und Chlorid. Bis zum Aufstand der Agrarrevolution, in der die Menschen nicht mehr umherziehen müssen, um nach Nahrung zu suchen, haben sie gelernt, zu wachsen und für ihre Nahrung zu sorgen. Und dann folgte die Massenindustrialisierung, bei der sich die Lebensmittelgeschäfte zu verbessern begannen und die Menschen sich darauf verlassen würden, dass andere

Unternehmen stattdessen ihre Lebensmittel servieren. Diese Verschiebung bis heute hat die Natriumaufnahme der Menschen erhöht.

Typischerweise ist es die Aufgabe unserer Nieren, dieses Elektrolytungleichgewicht oder diese Elektrolytverschiebung aufrechtzuerhalten – Elektrolyte wie Magnesium, Kalzium, Kalium und Natrium. Wenn der Körper mit hohem Säuregehalt zu tun hat, verwendet der Körper diese Elektrolyte, um die Bitterkeit zu bekämpfen.

Während Kalium in einer durchschnittlichen menschlichen Ernährung die Natriummenge überstieg, hat es sich jetzt dramatisch auf fast das Dreifache verschoben. Eine Erhöhung des Natriumgehalts würde bedeuten, dass wir weniger Elektrolyte, Antioxidantien, essentielle Vitamine und Ballaststoffe haben, um den Säuregehalt abzuwehren oder auszugleichen. Um das Ganze abzurunden, ist die typische Ernährung der westlichen Welt mit raffinierten Fetten, Natrium, einfachem Zucker und Chlorid konzentriert.

All diese Veränderungen haben zwangsläufig zu einem

Anstieg der metabolischen Azidose geführt, einem Zustand, bei dem der pH-Wert des menschlichen Körpers nicht mehr optimal ist. Viele leiden derzeit unter einer unzureichenden Nährstoffaufnahme mit einem Mangel an Mikronährstoffen für Kalium und Magnesium.

Eine metabolische Azidose erhöht den Alterungsprozess und würde schließlich zu einem allmählichen Verlust der Organfunktionen und einer Degeneration der Knochenmasse und vieler Gewebe führen.

Einerseits besteht nach wie vor Hoffnung, da die Auswirkungen von stark sauren Substanzen im Körper sehr einfach rückgängig gemacht werden könnten, wenn wir unsere Ernährung ändern und darüber nachdenken, wie wir mit dem Verzehr von Lebensmitteln umgehen.

Wenn Sie das Risiko eines stark sauren inneren Körpersystems nicht ausreichend für eine alkalische Ernährung einschätzen können, ist die folgende Liste der Vorteile einer alkalischen Ernährung hoffentlich das Richtige für Sie.

Bewahrt die Knochendichte und fördert die Muskelmasse.

Die Entwicklung und Aufrechterhaltung der Knochenstruktur hängt in hohem Maße von der Aufnahme von Mineralien ab. Eine Vielzahl von Forschern hat den Verzehr von mehr alkalisierenden Gemüsen und Früchten mit einer besseren Reaktion des Körpers auf den Schutz vor verminderter Knochenstärke und Muskelschwund bei fortschreitendem Alter des Körpers in Verbindung gebracht. Diese Verschwendung von Muskeln und Knochen des Körpers ist ein Zustand, der Sarkopenie genannt wird.

Eine alkalische Diät hilft dabei, das Verhältnis der Mineralien auszugleichen, die für den Knochenaufbau und den Erhalt der Muskelmasse erforderlich und entscheidend sind. Zu diesen Mineralien gehören neben dem bekannten Kalzium auch Magnesium und Phosphat.

Eine alkalische Ernährung hilft nicht nur beim Mineralhaushalt, sondern auch bei der Verbesserung der Produktion von Wachstumshormonen und der Vitamin-D-Aufnahme. Diese Biomoleküle sind wichtige Akteure, die zum Schutz des Knochenschwunds beitragen und auch dazu beitragen, viele andere chronische Krankheiten zu lindern.

Senkt das Risiko von Bluthochdruck und Schlaganfall

Eine der bekannten Wirkungen einer alkalischen Diät ist die Reaktion auf Anti-Aging, und die Diät bewirkt dies, indem sie Entzündungen im Körper verringert und folglich die Produktion von Wachstumshormonen erhöht. Es hat sich gezeigt, dass eine Erhöhung des Wachstumshormons und eine Verringerung der Entzündung die kardiovaskuläre Gesundheit verbessert, indem viele der allgemein berichteten Probleme wie Bluthochdruck, hoher Cholesteringehalt, Schlaganfall, Nierensteine und sogar Gedächtnisverlust vermieden werden.

Hilft bei der Verbesserung der Immunfunktion

Die erste Abwehrmaßnahme des Körpers, die schädliche Elemente im Körper beseitigt, besteht darin, sie ordnungsgemäß als Abfall zu entsorgen, sie aus dem Körper zu entfernen oder sie in weniger giftige Substanzen umzuwandeln. Fehlen dem Körper, insbesondere den Zellen, jedoch genügend wichtige Mineralien, um diese Funktion zu erfüllen, leidet der gesamte Körper. Die Aufnahme von Vitaminen wird durch den Verlust essentieller Mineralien stark beeinträchtigt. Giftstoffe und Krankheitserreger (Keime wie Bakterien, Viren oder Pilze) reichern sich im Körper an und schwächen so systematisch das Immunsystem.

Hilft bei der Senkung des Krebsrisikos

Viele von Experten begutachtete Forschungspublikationen

haben gezeigt, dass der Tod von Krebszellen oder der Zustand, den wir technisch als Apoptose bezeichnen, in einem Körper mit hoher Alkalinität wahrscheinlicher ist. Dies beweist, dass dies die Krebsprävention mit einer stark alkalischen Ernährung verbindet. In der Tat wird angenommen, dass der Prozess der Verhinderung der Krebsentstehung nun mit einer Verschiebung des pH-Werts in Richtung eines alkalischeren Endes aufgrund einer Änderung der elektrischen Ladungen und der Freisetzung von Grundbestandteilen von Proteinen zusammenhängt. Eine alkalische Ernährung ist nicht nur für Menschen von Vorteil, die noch keinen Krebs entwickelt haben, indem sie das Risiko dafür senkt. Es wurde auch gezeigt, dass eine alkalische Diät Menschen, die wegen Krebs behandelt werden oder sich von ihren Behandlungen erholen, eine bessere Chance bietet, sich davon zu befreien. Es hat sich gezeigt, dass eine alkalische Diät für viele chemotherapeutische Chemikalien und Medikamente, die normalerweise einen höheren pH-Wert benötigen, um effizienter zu wirken, vorteilhafter ist.

Senkt chronische Schmerzen und Entzündungen

Noch viel mehr andere Studien haben den Zusammenhang zwischen einer Diät mit hohem pH-Wert und einem verringerten Maß an chronischen Schmerzen aufgezeigt. Einerseits hat sich herausgestellt, dass eine ständige Azidose zu vielen chronischen Schmerzstörungen wie Muskelkrämpfen, chronischen Rückenschmerzen, Menstruationsbeschwerden, Kopfschmerzen, Gelenkschmerzen und Entzündungen beiträgt.

Eine signifikante Studie, die von Experten in Deutschland durchgeführt wurde, hat gezeigt, dass die Ergänzung der Alkalinität bei einigen Patienten mit chronischen Rückenschmerzen in vier Wochen bei 76 von zweiundachtzig an der Studie beteiligten Patienten eine deutliche Verringerung der Schmerzen gezeigt hat. Obwohl der Mechanismus für diese vorbeugende Maßnahme noch nicht vollständig geklärt ist, besteht anscheinend der Zusammenhang für einen besseren Lebensstil mit der alkalischen Ernährung.

Verbessert die Vitamin- und Mineralstoffaufnahme

Magnesium ist ein essentieller systematischer Cofaktor für Tausende von Enzymen, die für einige Stoffwechselprozesse benötigt werden. Die Erhöhung des Magnesiumgehalts ist daher für viele körperliche Prozesse von Vorteil. Leider leiden viele Menschen an Magnesiummangel und dies ist hauptsächlich auf die Wahl der Ernährung zurückzuführen. Die Folgen dieses Mangels sind Herzkomplikationen, Kopfschmerzen, Muskelschmerzen, Angstzustände und Schlafstörungen. Magnesium ist eines der entscheidenden Elemente für die Aktivierung von Vitamin D, das für die gesamte Immun- und Hormonfunktion des Körpers erforderlich ist.

Magnesium ist in einem Großteil der stark alkalisierenden Lebensmittel enthalten. Wenn Sie also die Nahrungsaufnahme erhöhen, tun Sie Ihrem Körper bereits einen enormen Gefallen.

Behält das optimale Gewicht bei

Wenn Sie die Aufnahme von stark säurebildenden Lebensmitteln einschränken und stattdessen auf einen höheren Verzehr von alkalischeren Lebensmitteln umstellen, können Sie sich vor Fettleibigkeit schützen. Dies ist durch die Verringerung der Anzahl der Leptinspiegel im Körper sowie Entzündungen. Leptin beeinflusst das Verlangen einer Person und ist in der Regel der Schuldige, warum wir nach einer Mahlzeit fast sofort nach einer zweiten Portion greifen. Entzündungs- und Leptinspiegel beeinflussen auch die Fettverbrennungsfähigkeit des Körpers. Die tägliche Einnahme der entzündungshemmenden, alkalisch wirkenden Nahrungsmittel würde es Ihrem Körper ermöglichen, normale Leptinwerte zu erreichen und Ihnen zu helfen, zufrieden und leicht und länger satt zu werden. Verhindern Sie, dass Sie zu viel essen, und greifen Sie nur nach der richtigen Menge an Kalorien, die Sie wirklich brauchen.

Kapitel 6: Gute basische Lebensmittel und schlechte basische Lebensmittel

Zu vermeidende Lebensmittel

Hier sind einige der Lebensmittel, von denen Sie weniger essen müssen, wenn Sie feststellen, dass Ihr pH-Wert unter dem normalen Bereich liegt. Diese Lebensmittel erhöhen den Säuregehalt und sollten sparsam eingenommen werden.

- Kohlensäurehaltige oder alkoholfreie Getränke (Soda)
- Milchprodukte wie Käse (insbesondere Parmesan und scharfer Käse), Milch und Joghurt
- Einfacher Zucker

- Einfache Kohlenhydrate wie Weißbrot, Reis und Nudeln

- Fleisch (Schwein, Huhn, Rind, Lamm) und Fisch – diese sollten in Maßen eingenommen werden.

- Getreide wie Hafer, Maismehl, Weizen, Roggen, Kleie und Dinkel

- Getreideprodukte wie Getreide, Gebäck, Cracker, usw.

- Ungekeimte Bohnen (Keimbohnen sind alkalisch formende Lebensmittel): Mung, Marine, Linsen, Karbanzo, weiß, rot, Adzuki, breit

- Sonnenblumen- und Kürbiskerne

- Nüsse wie Pekannüsse, Walnüsse, Cashewnüsse, Macadamias, Pistazien, Erdnüsse und Paranüsse.

- Alkoholische Getränke

- Koffeinhaltige Getränke

- Süßstoffe (künstliche oder natürliche wie

Gerstensirup, Honig, Ahornsirup, Melasse, Fruktose)

- Sojasauce und Speisesalz

- Senf, Ketchup und Mayonnaise

- Weißer Essig

Lebensmittel zur Erhöhung der Alkalität

Diese Liste der alkalisierenden Lebensmittel wird Ihnen helfen, die Auswirkungen des Essens von Lebensmitteln, die den pH-Wert senken, zu neutralisieren.

Hier sind einige der häufigsten:

- Gemüse (praktisch alle dieses Produkts sind alkalisierend)

- Früchte (interessanterweise Zitrusfrüchte (reich an Ascorbinsäure oder Vitamin C und Zitronensäure) sind alkalisch machend, vermeiden Sie nur Preiselbeeren, Heidelbeeren, Pflaumen und Pflaumen).

- Bohnen (besonders gekeimte) wie Soja, Grün, Lima, Schnur und Snap

- Erbsen

- Kartoffeln

- Exotische Körner wie Quinoa, Hirse, Flachs und Amaranth

- Nüsse wie Mandeln und Kastanien

- Keimende Samen von Rettich, Chia und Luzerne

- Ungesalzene Butter

- Eier

- Molke

- Kräutertees

- Knoblauch

- Cayennepfeffer

- Gelatine

- Miso

- Vanille-Gewürze

- Bierhefe für Brauereien

- Kaltverarbeitete und unverarbeitete Öle

Es ist wichtig zu beachten, dass viele dieser säurebildenden Lebensmittel, nur weil sie säurebildend sind, nicht ganz vermieden werden sollten, sondern für einen gesunden Stoffwechsel und eine ordnungsgemäße Körperfunktion notwendig sind. Der Schlüssel zur Verwendung dieser Liste verschiedener pH-regulierender Lebensmittel besteht darin, zu wissen, wann eine Art sparsam zu essen ist und wann mehr von der anderen zu essen ist. Auch hier ist die Balance das Wichtigste, wenn es um Ernährung und Gesundheit geht. Das folgende Kapitel hilft Ihnen dabei, die alkalische Ernährung besser zu verstehen. Es enthält einige unterhaltsame und einfache Rezepte, die Ihnen helfen, das Beste aus Ihrer Auswahl an Lebensmitteln herauszuholen.

BONUS-KAPITEL: KÖSTLICHE ALKALINISIERUNGSREZEPTE

1. Tomaten mit Quinoa-Füllung

PORTIONEN: 4

ZUTATEN

4 große Tomaten

2 Tassen Quinoa-Samen

6 Tassen Babyspinat

4 Knoblauchzehen, gehackt

1 Dose Kidneybohnen (Spülen und Abtropfen)

¼ Becher Basilikum, (in dünne Streifen geschnitten)

2 Esslöffel Kokosöl

4 Tassen Wasser

Meersalz

schwarzer Pfeffer nach Belieben

ZUBEREITUNG

Den Ofen einschalten und auf 375 Grad stellen, Temperatur erreichen lassen. Leeren Sie die Innenseiten der Tomaten, indem Sie auf der Oberseite der Tomate eine ca. 5 cm lange Scheibe anfertigen und den Inhalt mit einem Löffel herausschöpfen. Machen Sie einen kleinen Schnitt vom Boden der Tomate, damit sie flach auf einer Backform liegen kann (Achten Sie darauf, nicht zu dick zu schneiden und die ausgehöhlten Tomaten zu ruinieren). Etwas Salz in die Innenseiten der Tomaten geben.

Kombinieren Sie 4 Tassen Wasser mit den Quinoa-Samen und kochen Sie die Quinoa in einem Topf auf dem Herd bei starker Hitze. Lassen Sie das Wasser zum Kochen kommen und drehen Sie die Hitze auf die minimale Einstellung und decken Sie den Topf. Kochen Sie die Quinoa-Samen weitere

30-45 Minuten.

In einer anderen Pfanne auf mittlerer Hitze das Kokosöl beträufeln und den Knoblauch braten, bis er leicht gebräunt ist. Gießen Sie die Kidneybohnen in die Pfanne und zerdrücken Sie sie mit einem Spatel leicht in der Pfanne. Lassen Sie die Bohnen ca. 1-2 Minuten kochen. Gießen Sie den Babyspinat ein und geben Sie das Basilikum hinzu, sobald diese gekocht und verwelkt sind. Mit Salz und Pfeffer würzen.

Geben Sie in eine große Schüssel Ihre Spinatmischung und die gekochten Quinoasamen. Füllen Sie die Spinat-Quinoa-Füllung vorsichtig in die ausgehöhlten Tomaten. Eine Backform mit Wachspapier auslegen und die gefüllten Tomaten darauf legen. Damit Ihre Tomaten nicht zu stark austrocknen, streuen Sie etwas Wasser (ca. 5 EL) darüber. Tomaten ca. 25 Minuten backen. Teller, servieren und genießen!

2. Eiweißreicher Heidelbeer-Spinat-Smoothie

PORTIONEN: 2

ZUTATEN

1 Tasse Heidelbeeren

2 Tassen Babyspinat

2 Esslöffel Mandelbutter

2 Esslöffel Chiasamen

2 Esslöffel gemahlener Leinsamen

2 Esslöffel Hanfsamenpulver

2 Esslöffel Kokosöl

4 Tassen Mandelmilch

ZUBEREITUNG

Blaubeeren und Spinat in Mandelmilch mischen, Chiasamen, gemahlenen Leinsamen und Hanfsamenpulver hinzufügen. Mischen Sie, bis die Kerne mit der Mischung übereinstimmen. Mandelbutter und Kokosöl zugeben und mit der Masse vermengen, um den Smoothie herzustellen. Servieren und genießen! (Optional: Dies kann mit einem kleinen Spritzer Minze serviert werden).

3. Minziger Kokosnuss-Shake mit Banane

PORTIONEN: 2

ZUTATEN

2 Tassen Kokosnussmilch

1 Tasse Spinat

½ Tasse frische Minzeblätter

2 Bananen, gefroren

4 Datteln, entsteint

1 Teelöffel Vanille

Meersalz nach Belieben

Optional: ¼ Teelöffel Minzextrakt und/oder ¼ Teelöffel Pfefferminzextrakt

ZUBEREITUNG

Spinat, Minzblätter und Banane zu Kokosmilch verrühren. Achten Sie darauf, Spinat und Minzblätter gründlich zu mischen. Die gefrorenen Bananen und Datteln dazugeben und unterrühren. Fügen Sie einen Teelöffel Vanille und einen kleinen Schuss Meersalz nach Belieben hinzu, mischen Sie und fügen Sie auf Wunsch weitere hinzu. Sie können den Minze- und/oder Pfefferminzextrakt hinzufügen, bevor Sie ihn in hohe Gläser füllen. Servieren und genießen! (Optional: Dieses ausgefallene Getränk wird am besten mit einem kleinen Schuss Schokoladenflocken und Kokosnusscreme serviert).

4. Salatbecher gefüllt mit Adzuki-Bohnen und Avocado

PORTIONEN: 2

ZUTATEN

15-Unzen-Dose Adzuki-Bohnen (abtropfen lassen und abspülen)

1 Avocado

1 Kopf Römersalat

¼ Tasse gehackte rote Zwiebel

¼ Tasse gehackte Korianderblätter

1 Limette

Meersalz nach Belieben

Rote Paprikaflocken (optional)

ZUBEREITUNG

In einer Schüssel Adzuki-Bohnen und rote Zwiebeln einfüllen und zu einem homogenen Ganzen zerdrücken. Die gehackten Korianderblätter einfüllen und unter Rühren gut vermischen. Mit Salz würzen. Römersalat ausstechen und zu Bechern formen. Einen Löffel der Bohnen- und Zwiebelmaische in die Salatbecher geben. Avocado würfeln und auf dem Bohnen- und Zwiebelpüree garnieren. Mit einem Spritzer Limettensaft abschließen. Auf Teller geben, servieren und genießen! (Optional: Um jedem Bissen ein wenig Würze hinzuzufügen, streuen Sie vor dem Servieren rote Paprikaflocken darüber).

5. Linsen- und Thymiansuppe

PORTIONEN: 4

ZUTATEN

1 Esslöffel natives Olivenöl extra

1 mittelgroße Zwiebel, fein gehackt

4 Knoblauchzehen, gehackt

2 große Karotten, gehackt

2 Stangen Sellerie, gehackt

6 Tassen Gemüsebrühe

1½ Becher braune Linsen, gespült

1 Lorbeerblatt

1 Teelöffel Thymian

Kleine Handvoll Petersilie, gehackt

Meersalz und Pfeffer nach Belieben

ZUBEREITUNG

Einen Öltropfer in einem großen Topf auf einem Herd bei mittlerer Hitze erhitzen. Die gehackte Zwiebel dazugeben und braten, bis sie etwas braun wird. Dies dauert ca. 5 Minuten. Karotten, Knoblauch und Sellerie hinzufügen und weitere 3 bis 5 Minuten braten. Linsen, Thymian, Lorbeerblatt in die Gemüsebrühe mischen und die Mischung in den großen Topf geben. Suppe bei mittlerer bis schwacher Hitze oder bis die Linsen zart genug sind. Dies dauert etwa 40 Minuten. Nach Belieben mit Salz und Pfeffer abschmecken. Petersilie unterrühren. Servieren und heiß genießen!

6. Gurken-Lavendel-Wasser

PORTIONEN: 4

ZUTATEN

1 Esslöffel getrockneter Lavendel

8 Pints Wasser

1 mittelgroße Gurke

ZUBEREITUNG

Die Gurke in dünne Scheiben schneiden. Lavendel, Gurkenscheiben und Wasser in einem Krug mischen und etwa einen halben Tag im Kühlschrank aufbewahren, oder genug, um Lavendel und Gurke in der Mischung vermischen zu lassen. Servieren und genießen! (Das ist perfekt für einen beunruhigenden Moment)

7. Minzwasser mit Wassermelone

PORTIONEN: 4

ZUTATEN

8 Pints Wasser

1 mittelgroße Wassermelone

¼ Becher Minze

ZUBEREITUNG

Wassermelone in Würfel schneiden. Minze, gewürfelte Wassermelone und Wasser in einem Krug mischen und etwa einen halben Tag kühlen, oder genug, um die Minze und die Wassermelone in der Mischung vermischen zu lassen. Servieren und genießen!

8. Kaltwasserkresse mit Avocado und Gurkensuppe

PORTIONEN: 2

ZUTATEN

6 biologische Avocados

4 Frühlingszwiebeln

1 mittelgroße Gurke

4 Tassen Brunnenkresse

2 Zitronen, frisch gepresst

3 Tassen gefiltertes Wasser

Salz und Pfeffer nach Belieben

1 Tasse Kirschtomaten

ZUBEREITUNG

Gurke und halbe Kirschtomaten würfeln. Gurke, Brunnenkresse, Avocados und Schalotten mit der Hälfte des Wassers mischen. Sobald die Mischung zu einem dicken Püree geworden ist, den Rest des Wassers einfüllen. Zitronenpresse, Salz und Pfeffer nach Belieben hinzufügen. Fahren Sie mit dem Mischen fort, bis es gleichmäßig ist. In Schalen füllen, mit Kirschtomaten garnieren, servieren und genießen!

9. Grünes Curry

PORTIONEN: 4

ZUTATEN

¼ Tasse Kokosöl

1 große Zwiebel, geschält und gewürfelt

3 Esslöffel grüne Currypaste

1 Tasse grüne Bohnen

1 große Brokkolikrone, in Röschen geschnitten

1 Tasse Zuckerschoten

1 mittelgroße Rosenkohl, halbiert

4 Tassen Barbanzo-Bohnen, gekocht oder in Dosen verpackt

2 15oz. Dosen ungesüßte Kokosmilch.

4 Pints Gemüsebrühe

1 Bund Grünkohl

1 Bund Bok Choi

Salz und Pfeffer nach Belieben

Frischer Koriander zur Garnierung

ZUBEREITUNG

Großen Topf mit Kokosöl beträufeln und Zwiebeln mit Currypaste anbraten, bis die Zwiebeln braun und zart sind. Dies dauert etwa 10 Minuten. Füge grüne Bohnen, Brokkoli, Erbsen, Rosenkohl, Karbanzo-Bohnen und Kokosmilch hinzu. Mischen und köcheln lassen. Etwa 15 Minuten warten. Die Gemüsebrühe dazugeben und weiter köcheln lassen, bis das gesamte Gemüse weich geworden ist. Noch 15-30 Minuten. Grünkohl und Bok Choi dazugeben und mit Salz und Pfeffer würzen. Von der Heizung nehmen. Teller mit Koriander, servieren und genießen!

10. Schokoladenmousse mit Avocado

PORTIONEN: 2

ZUTATEN

1½ Haas-Avocado

2/3 Tasse frisch gepresstes Kokosnusswasser

1 Esslöffel Vanille

2 Esslöffel Rohkakao

3-5 Termine

1½ Teelöffel Meersalz

ZUBEREITUNG

Avocado mit dem Kokosnusswasser mischen, bis sie gleichmäßig ist. Vanille, Kakao und Datteln hinzufügen. Weiter auf hoher Stufe vermischen. Salz hinzufügen und mischen. Ausgießen, servieren und genießen!

11. Gemüsestäbchen mit Guacamole-Dip

PORTIONEN: 4

ZUTATEN:

2 Avocados

2 Esslöffel Pflaumentomaten, fein gehackt

2 TL weiße Zwiebel, gehackt

2 Teelöffel frisch gepresster Limettensaft

2 TL jalapeño, gewürfelt

2 Esslöffel Koriander, fein gehackt

2 Knoblauchzehen, gehackt

½ Teelöffel Meersalz

ZUBEREITUNG

In einer Schüssel Koriander, Zwiebel und jalapeño mischen und das Salz hinzufügen. Mit einem Stößel oder einem großen Löffel die Zutaten zusammendrücken.

Avocados zu den pürierten Zutaten hinzufügen und mit dem Stößel oder einer Gabel die Avocados in der Mischung zerdrücken. Sie müssen die Avocados nicht gründlich zerdrücken; sie sollten gerade weich genug sein, um sich mit den Zutaten zu vermischen, aber dennoch eine kleine, klobige Textur haben. Die fein geschnittenen Tomaten, den Limettensaft und das Salz nach Belieben unterrühren. Servieren Sie es mit der Mischung Ihrer Gemüsestäbchen an der Seite. Viel Spaß!

12. Nackte Chili

PORTIONEN: 4

ZUTATEN:

2 Tassen Tomaten, gehackt

½ Teelöffel Thymian

2 Tassen eingeweichte sonnengetrocknete Tomaten

½ Teelöffel Thymian

½ Teelöffel Salbei

1 Tasse Kirschtomaten

1 Teelöffel Kreuzkümmel

1 Teelöffel Paprikapulver

1 Teelöffel Chipotle-Pulver

1 Teelöffel Chilipulver

1 Tomate, gewürfelt

¼ Tasse Koriander, gehackt

¼ Tasse Karotten, gewürfelt

½ Tasse rote Zwiebel, gewürfelt

¼ Bechersellerie, gewürfelt

¼ Tasse Zucchini, gewürfelt

½ Avocado, gewürfelt

2 Knoblauchzehen, gehackt

2 Frühlingszwiebeln, gewürfelt

1 TL jalapeńo, gewürfelt

5 Basilikumblätter, gehackt

Salz nach Belieben

ZUBEREITUNG

Die verschiedenen Tomatenarten in eine Küchenmaschine geben (möglichst mit der „S"-Klinge) und einige Male hintereinander schneiden. Schalten Sie die Küchenmaschine um, um das gesamte Gemüse sowie den Knoblauch, Jalapeño, Koriander und andere Gewürze in Pulverform zu mischen und hinzuzufügen. Die Mischung mischen, bis sie gleichmäßig genug ist, um sie zu mögen.

In eine Schüssel geben und die Masse eine Stunde ruhen lassen. Mit Avocado und Zwiebeln servieren, als Beilage servieren und genießen!

13. Grünkohl mit Quinoa-Salat serviert mit Zitronen-Vinaigrette Dressing

PORTIONEN: 4

ZUTATEN:

½ Tasse geschnittene Mandeln

½ Tasse Granatapfel Arils-Samen

½ Tasse gekochte (gekochte) Quinoa-Samen

4 Tassen gehackter Grünkohl

3 Esslöffel frisch gepresster Zitronensaft

¼ Tasse Olivenöl

1/4 Tasse Apfel Apfelessig

Zitronenschale

ZUBEREITUNG

Zur Zubereitung des Dressings den Apfelessig, das Olivenöl, den Zitronensaft und die Zitronenschale in einer kleinen Schüssel verrühren und beiseite stellen.

Bereiten Sie den Salat zu, indem Sie den Grünkohl in eine große Schüssel geben und mit Quinoa, Avocado, Mandeln und Granatapfelsamen belegen. Den Salat wegwerfen (oder wenn Sie wollen, können Sie das Dressing darüber gießen, bevor Sie es wegwerfen, oder mit dem Dressing an der Seite servieren). Den Salat gut mischen. Zum Würzen salzen und pfeffern. Servieren und genießen!

14. Beeren-Mandel-Smoothie

PORTIONEN: 2

ZUTATEN:

½ Tasse gefrorene Erdbeeren

1 Tasse tiefgekühlte Brombeeren

1 ½ Tasse Mandelmilch

2 Esslöffel Kokosnussöl

1 Limette, frisch entsaftet

1 großer Bund Grünkohl

½ Teelöffel Vanille

1 Esslöffel rohe Mandelbutter

ZUBEREITUNG

Grünkohl in die Mandelmilch mischen, die gewünschte Konsistenz erreichen lassen. Brombeeren und Erdbeeren, Kokosöl, Limette, Grünkohl, Vanille und Mandelbutter unterrühren. Weiter mischen, bis ein Smoothie entsteht. In hohen Gläsern servieren und genießen!

15. Bananen-Mandel-Beeren-Smoothie

PORTIONEN: 2

ZUTATEN:

1 gefrorene Banane

4 Esslöffel rohe Mandelbutter

1 Tasse tiefgekühlte Mischbeeren oder Erdbeeren

2 Tassen Mandelmilch

2 Tassen frischer Spinat

ZUBEREITUNG

Beginnen Sie damit, den Spinat mit der Mandelmilch zu mischen, bis Sie die gewünschte Konsistenz erreicht haben. Fügen Sie die Banane und gemischte Beeren oder Erdbeeren hinzu. Weiter mischen und die rohe Mandelbutter dazugeben. Smoothie in ein hohes Glas gießen, servieren und genießen!

16. Gemüse-Karotte-Lauchsuppe

PORTIONEN: 4

ZUTATEN:

2 Karotten

3 Wochen nach Entfernung der Grünteile

1 dünn geschnittene Fenchelknolle

1 Tasse dünn geschnittener Wirsing

4 Zehen gehackter Knoblauch

3 Esslöffel Kokosnussöl

eine Handvoll gehackte Petersilie

1 Dose Kidneybohnen, abgetropft und gespült

6 Tassen Gemüsebrühe

2 frische Rosmarinzweige, Blätter entfernt und gehackt

Meersalz und Pfeffer

ZUBEREITUNG

Einen großen Suppentopf bei mittlerer bis niedriger Hitze über dem Herd erhitzen. Öl und Lauch, Fenchel und Karotten dazugeben und Gemüse kochen lassen oder bis der Lauch weich genug und leicht gebräunt ist. Dies dauert in der Regel etwa 7 Minuten.

Rosmarin und Knoblauch dazugeben und noch etwa eine Minute kochen lassen. Als nächstes den Kohl dazugeben und noch ein oder zwei Minuten anbraten.

Die Gemüsebrühe in die Mischung gießen und kochen lassen. Sobald die Brühe kocht, die Bohnen dazugeben und bei schwacher Hitze ca. 15 Minuten garen, bis das gesamte Gemüse weich geworden ist.

Die Petersilie in die Suppe einrühren und mit Salz und Pfeffer abschmecken. In einzelne Schalen füllen, servieren und genießen!

17. Gemüse-Genusspasta

PORTIONEN: 4

ZUTATEN:

1 Packung Kelp-Nudeln

1 Dose Kidneybohnen, abgetropft und gespült

1 mittlerer Brokkoli-Kopf

1 dünn geschnittener Porree

1 Quelle gehackter Rosmarin

1 Handvoll gehackte Petersilie

½ Teelöffel rote Paprikaflocken

3 Zehen gehackter Knoblauch

3 Esslöffel natives Olivenöl extra (oder Kokosöl)

Salz und Pfeffer

ZUBEREITUNG

Den Ofen auf 400 Grad vorheizen und die Temperatur erreichen lassen. Den Brokkoli in Knoblauch, Paprikaflocken, nativem Oliven- oder Kokosöl extra und Salz wenden. Die gesamte Mischung 20 Minuten im Ofen braten oder bis das Gemüse durch Berührung mit einer Gabel zart genug ist.

Während das Gemüse geröstet wird, spülen und abtropfen lassen und in einem mit heißem Wasser gefüllten Topf einweichen. In der Zwischenzeit 2 Esslöffel des nativen Oliven- oder Kokosöls extra in einer Pfanne erhitzen und den Lauch hinzufügen. Lauch in der Pfanne kochen, bis er geschmolzen ist. Dies dauert in der Regel etwa 10 Minuten.

Die Seetang-Nudeln abtropfen lassen und weiterkochen, indem man sie dem geschmolzenen Porree hinzufügt. Weitere 10 Minuten zusammen garen.

Gebratene Brokkoli-Mischung in die Pfanne geben. Petersilie und Rosmarin hinzufügen. Nach Belieben mit Salz und Pfeffer würzen.

Die Kidneybohnen unterrühren. In einer Salatschüssel plattieren, servieren und genießen!

18. Rosenkohl-Salat mit Pistazien und Zitrone

PORTIONEN: 4

ZUTATEN:

16 große Rosenkohl (Ende des Sprosses abgeschnitten und Blätter vom Kern abgezogen)

¾ Becher geschälte Pistazien

Schale und Saft aus einer Zitrone gesammelt

2 Esslöffel natives Olivenöl extra

Salz und Pfeffer nach Belieben

ZUBEREITUNG

Öl auf eine große Pfanne oder einen Wok geben und auf den Herd stellen, um es für einige Minuten auf mittlerer Stufe zu erhitzen. Die Pistazien in die Pfanne (oder den Wok) und die Zitronenschale geben. Die Mischung eine ganze Minute lang anbraten, bevor Sie die Rosenkohlblätter hinzufügen. Die Mischung wenden, bis die Rosenkohlsprossen hellgrün genug, aber dennoch knusprig sind. Dies dauert ca. 5 Minuten.

Zitronensaft über die Mischung geben. Mit Salz und Pfeffer würzen. In einer Salatschüssel plattieren, servieren und genießen!

19. Pasta-Zucchini mit Spinat-Zitronen-Pesto

PORTIONEN: 2

ZUTATEN:

4 Zucchini

3 Tassen Babyspinat

Saft aus 1 kleinen bis mittleren Zitrone

½ Tasse Kirschtomaten, halbiert geschnitten

½ Tasse natives Olivenöl extra

¼ Becher Cashewnüsse

3 Knoblauchzehen

¼ Becher Basilikum

ZUBEREITUNG

Mit einem Spiralisierer Zucchini-Nudeln herstellen, indem man sie zu langen Strängen verarbeitet. Dies geschieht am besten mit roher Zucchini oder zwei Minuten lang gebratenem Flash.

In der Zwischenzeit in einer Küchenmaschine mit „S"-Schneide Spinat, Knoblauch, Basilikum und Cashewnüsse unterrühren und pulsieren, bis sie fein geschnitten sind. Lassen Sie die Küchenmaschine eingeschaltet und geben Sie langsam den Zitronensaft und das Olivenöl dazu.

Mit Salz und Pfeffer abschmecken.

Die frisch zubereiteten Zucchini-Nudeln und das Pesto mit Spinat-Zitrone zusammenwerfen. Die Schale mit Kirschtomaten garnieren. Teller in einer großen Salatschüssel, servieren und genießen!

20. Süße Kartoffelsuppe mit einem Hauch von Curry

PORTIONEN: 4

ZUTATEN:

3 geschälte Süßkartoffeln, in 1-Zoll-Würfel geschnitten

2 Teelöffel Curry

2 Tassen Wasser

1 15oz Dose vollfette Kokosnussmilch

Schale und Saft einer Limette

4 Knoblauchzehen, gehackt

1 ½ Zoll Stück Ingwer, geschnitten und zerkleinert

1 Essl. Kokosnussöl

½ Bund Koriander, gehackt

ZUBEREITUNG

In einem großen Topf Kokosöl hinzufügen und die Pfanne auf dem Herd bei mittlerer Hitze erhitzen. Knoblauch, Ingwer und Limettenschale dazugeben und garen, bis der Knoblauch leicht gebräunt ist. Dies dauert ca. 5 Minuten.

Curry in die Pfanne geben und duften lassen. Dauert normalerweise eine weitere Minute.

Kokosmilch und Wasser zusammen mit Süßkartoffeln unterrühren. Die Mischung zum Kochen bringen, auf ein Minimum reduzieren und köcheln lassen. Noch ca. 25 Minuten einweichen und köcheln lassen.

Schalten Sie die Hitze aus und lassen Sie den Topf etwa eine halbe Stunde auf dem Herd liegen, damit sich die Aromen vermischen können.

Mit einem Mixer oder einer Küchenmaschine die Suppe pürieren. Das letzte Püree mit gehacktem Koriander garnieren und mit Limettensaft bestreuen.

In einer Schüssel servieren und genießen!

21. Alkalische Power-Up-Belohnung

PORTIONEN: 3

ZUTATEN:

1 Tasse geschälte Hanfsamen

2 Teelöffel Vanille

3 Teelöffel Zimt

¼ Becher Kakao Nips

3 Teelöffel Chiasamen

¼ Tasse Leinsamen

6 entsteinte Daten

1 Tasse rohe Mandelbutter

ZUBEREITUNG

Die Tasse rohe Mandelbutter und sechs entkernte Datteln in der Küchenmaschine verarbeiten.

Die restlichen Zutaten mit Ausnahme der Hanfsamen in die Küchenmaschine geben. Fahren Sie mit dem Pulsieren fort, bis Sie eine Kugel in der Küchenmaschine erstellt haben.

Mit den Händen in zentimetergroße Kugeln rollen und dann die Leckereien mit Hanfsamen sowie den 3 Teelöffeln Chiasamen bestreichen.

Lagern Sie die Kugeln in einem luftdichten Behälter. Diese Leckereien sind bis zu einer Woche haltbar. Auf Teller geben, servieren und genießen!

22. Schoko-Minze-Smoothie

PORTIONEN: 2

ZUTATEN:

1 Tasse gefrorenes Kokosnusswasser

1 Teelöffel Chiasamen

½ kleine Avocado

½ Becher verpackte Minzblätter

2 Esslöffel Kakaofedern

1 Tasse Mandelmilch

4 entsteinte Datteln

¼ Tasse Rohmandeln

ZUBEREITUNG

Beginnen Sie, indem Sie das Kokosnusswassereis mit der Tasse Mandelmilch und Avocadoschaufeln mischen. Den Rest der Minzblätter, Kakaofedern und Datteln hinzufügen. Pulsieren Sie, bis Sie einen Smoothie erstellt haben. In ein hohes Glas geben, mit Chiasamen garnieren, servieren und genießen!

23. Entgiftender Ingwer-Zitrone-Kurkuma-Tee

PORTIONEN: 2

ZUTATEN:

1 Zitronenscheibe

Prise schwarzer Pfeffer

1 Zoll frische Bio-Ingwerwurzel

1 Zoll frische Bio-Kurkuma-Wurzel

ungefähr 20 Unzen Wasser

ZUBEREITUNG

Wasser in einem Topf zum Kochen bringen. Während das Wasser kocht, Kurkuma und Ingwer schälen und in kleine Stücke schneiden. Die Größe hängt von Ihrer Vorliebe für den Geschmack ab, je kleiner die Würfel, desto aromatischer wäre der Tee.

Sobald das Wasser gekocht ist, den Topf mit Wasser vom Herd nehmen und Kurkuma, Ingwer und schwarzen Pfeffer in den Topf geben. Topf auf den Herd stellen und weitere 10 Minuten köcheln lassen. Dies wiederum hängt davon ab, wie stark Sie den Tee haben wollen. Je mehr Sie kochen, desto stärker ist der Geschmack.

In eine Tasse geben und mit einem Schuss Zitrone servieren. Reste können in einem luftdichten Behälter im Kühlschrank aufbewahrt und als Eistee serviert werden. Guten Appetit!

FAZIT

Ganz gleich, ob Sie Ihr Gewicht verbessern oder das Risiko verringern möchten, an allen Krankheiten und Störungen zu erkranken, die mit einer metabolischen Azidose verbunden sind, oder an solchen Erkrankungen, bei denen der pH-Wert Ihres Körpers unter dem optimalen Bereich liegt. Ihre Entscheidung, die fettreiche, einfache Zuckerdiät fallen zu lassen und auf die hochalkalische zu wechseln, ist wahrscheinlich der beste Gefallen, den Sie Ihrem Körper gerade getan haben.

Wie Sie im gesamten Buch gesehen haben und wie wir im Buch weiterhin betont und begründet haben, gestützt auf viele wissenschaftliche Untersuchungen und praktische Behauptungen. Die alkalische Diät ist definitiv für Sie! Es spielt keine Rolle, ob Sie eine voll zugesicherte Mutter zu Hause sind oder eine fleißige junge männliche Fachkraft mit der Routine von neun bis fünf. Ob als Überlebender einer Genesungskrebserkrankung oder als Senior mit einigen Problemen mit chronischen Muskelschmerzen, die alkalische Diät kann Ihre Lösung sein, um den angestrebten Körper und die angestrebte Gesundheit zu erreichen. Es spielt keine Rolle, wie jung Sie sind, denn wie es zeigt, sind Sie nie zu jung, um sich alkalisch zu ernähren. Es gibt keine Einschränkungen oder Beschränkungen.

Ich hoffe, dass dieses Buch Ihnen geholfen hat, sich mit der alkalischen Ernährung zu beschäftigen und alle Vorteile, die mit diesem schönen, nicht ganz so geheimen Produkt verbunden sind, früher zu erleben.

Und zum Abschied begrüßen wir Sie und gratulieren Ihnen zu Ihrem Weg in Richtung Selbstwachstum, verbesserter Gesundheit und besserem Lebensstil.

SCHLUSSWORTE

Nochmals vielen Dank, dass Sie dieses Buch gekauft haben!

Ich hoffe wirklich, dass dieses Buch Ihnen helfen wird.

Der nächste Schritt ist, dass Sie **sich für unseren E-Mail-Newsletter anmelden**, um über neue Buchveröffentlichungen oder Werbeaktionen informiert zu werden. Sie können sich kostenlos anmelden und erhalten als Bonus unser Buch „*7 Fitnessfehler, von denen Sie nicht wissen, dass Sie sie machen*"! Dieses Bonusbuch bricht viele der häufigsten Fitnessfehler auf und entmystifiziert viele der Komplexitäten und der Wissenschaft, sich in Form zu bringen. Wenn Sie all diese Fitnesskenntnisse und -wissenschaften in einem umsetzbaren, schrittweisen Buch zusammengefasst haben, können Sie auf Ihrer Fitnessreise in die richtige Richtung starten! Um an unserem kostenlosen E-Mail-Newsletter teilzunehmen und Ihr kostenloses Buch zu erhalten, besuchen Sie bitte den Link und melden Sie sich an: **www.hmwpublishing.com/gift**

Wenn Ihnen dieses Buch gefallen hat, dann möchte ich Sie um einen Gefallen bitten, wären Sie so freundlich, eine Rezension für dieses Buch zu hinterlassen? Ich wäre Ihnen sehr dankbar!

Vielen Dank und viel Glück auf Ihrer Reise!

ÜBER DEN CO-AUTOR

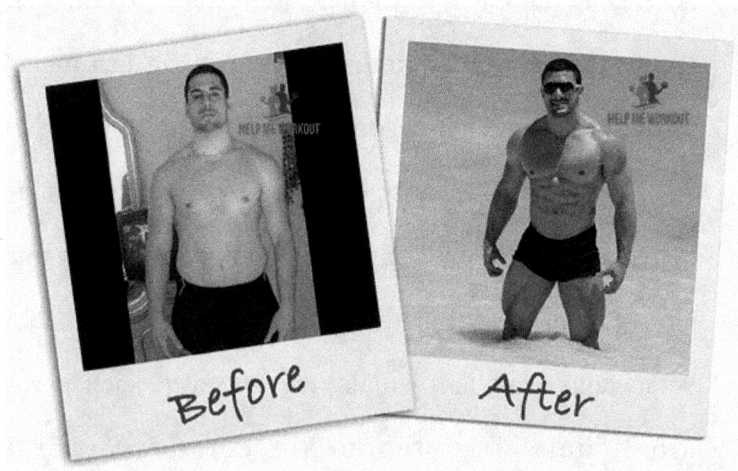

Mein Name ist George Kaplo. Ich bin ein zertifizierter Personal Trainer aus Montreal, Kanada. Ich beginne damit zu sagen, dass ich nicht der breiteste Typ bin, den Sie jemals treffen werden, und das war nie wirklich mein Ziel. Tatsächlich habe ich begonnen, meine größte Unsicherheit zu überwinden, als ich jünger war, was mein Selbstvertrauen war. Das lag an meiner Größe von nur 168 cm (5 Fuß 5 Zoll), die mich dazu drängte, alles zu versuchen, was ich jemals im Leben erreichen wollte. Möglicherweise stehen Sie gerade vor einigen Herausforderungen oder Sie möchten einfach nur fit werden, und ich fühle mit Sicherheit mit Ihnen mit.

Ich persönlich war immer ein bisschen an der Gesundheits- und Fitnesswelt interes-siert und wollte wegen der zahlreichen Mobbingfälle in meinen Teenagerjahren wegen meiner Größe und meines übergewichtigen Körpers etwas Muskeln aufbauen. Ich dachte, ich könnte nichts gegen meine Körpergröße tun, aber ich kann sicher etwas dagegen tun, wie mein Körper aussieht. Dies war der Beginn meiner Transformationsreise. Ich hatte keine Ahnung, wo ich anfangen sollte, aber ich habe gerade erst angefangen. Ich war manchmal besorgt und hatte Angst, dass andere Leute sich über mich lustig machen würden, wenn sie die Übungen falsch machten. Ich wünschte immer, ich hätte einen Freund neben mir, der sich auskennt, um mir den Einstieg zu erleichtern und mich mit allem vertraut gemacht hätte.

Nach viel Arbeit, Studium und unzähligen Versuchen und Irrtümern begannen einige Leute zu bemerken, wie ich fit wurde und wie ich anfing, mich für das Thema zu interessieren. Dies führte dazu, dass viele Freunde und neue Gesichter zu mir kamen und mich um Rat fragten. Zuerst kam es mir seltsam vor, als Leute mich baten, ihnen zu helfen, in Form zu kommen. Aber was mich am Laufen hielt, war, als sie Veränderungen in ihrem eigenen Körper bemerkten und mir sagten, dass es das erste Mal war, dass sie echte Ergebnisse sahen! Von dort kamen immer mehr Leute zu mir und mir wurde klar, dass es mir nach so viel Lesen und Lernen in diesem Bereich geholfen hat, aber es erlaubte mir auch, anderen zu helfen. Ich bin jetzt ein vollständig zertifizierter Personal Trainer und habe zahlreiche Kunden trainiert, die erstaunliche Ergebnisse erzielt haben.

Heute besitzen und betreiben mein Bruder Alex Kaplo (ebenfalls zertifizierter Personal Trainer) und ich dieses Verlagsprojekt, in dem wir leidenschaftliche und erfahrene Au-toren zusammenbringen, um über Gesundheits- und Fitnessthemen zu schreiben. Wir betreiben auch eine Online-Fitness-Website „HelpMeWorkout.com". Ich würde mich freuen, wenn ich Sie einladen darf, diese Website zu besuchen und sich für unseren E-Mail-Newsletter anmelden (Sie erhalten sogar ein kostenloses Buch).

Zu guter Letzt, wenn Sie in der Position sind, in der ich einmal war und Sie etwas Hilfe wünschen, zögern Sie nicht und fragen Sie... Ich werde da sein, um Ihnen zu helfen!

Ihr Freund und Coach,

George Kaplo
Zertifizierter Personal Trainer

Ein weiteres Buch kostenlos herunterladen

Ich möchte mich bei Ihnen für den Kauf dieses Buches bedanken und Ihnen ein weiteres Buch (genauso lang und wertvoll wie dieses Buch), „Gesundheits- & Fitnessfehler, von denen Sie nicht wissen, dass Sie sie machen", völlig kostenlos anbieten.

Besuchen Sie den untenstehenden Link, um sich anzumelden und es zu erhalten:

www.hmwpublishing.com/gift

In diesem Buch werde ich die häufigsten Gesundheits- und Fitnessfehler aufschlüsseln, die einige von Ihnen wahrscheinlich begehen, und ich werde zeigen, wie Sie sich leicht in die beste Form Ihres Lebens bringen können!

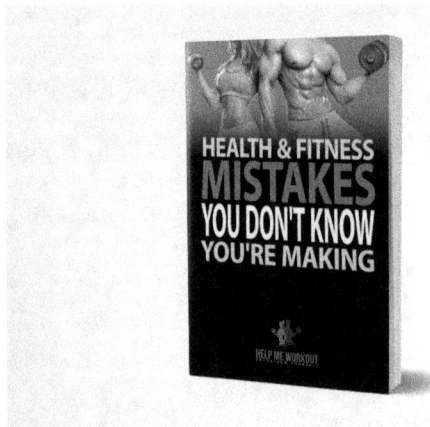

Zusätzlich zu diesem wertvollen Geschenk haben Sie auch die Möglichkeit, unsere neuen Bücher kostenlos zu bekommen, Werbegeschenke zu erhalten und andere wertvolle E-Mails von mir zu erhalten. Besuchen Sie hier den Link, um sich anzumelden:

www.hmwpublishing.com/gift

Copyright 2017 von HMW Publishing - Alle Rechte vorbehalten.

Dieses Dokument von HMW Publishing im Besitz der Firma A&G Direct Inc ist darauf ausgerichtet, genaue und zuverlässige Informationen in Bezug auf das behandelte Thema und den behandelten Sachverhalt bereitzustellen. Die Publikation wird mit dem Gedanken verkauft, dass der Verlag keine buchhalterischen, behördlich zugelassenen oder anderweitig qualifizierten Dienstleistungen erbringen muss. Wenn rechtliche oder berufliche Beratung erforderlich ist, sollte eine in diesem Beruf praktizierte Person bestellt werden.

Aus einer Grundsatzerklärung, die von einem Ausschuss der American Bar Association und einem Ausschuss der Verlage und Verbände gleichermaßen angenommen und gebilligt wurde.

Es ist in keiner Weise legal, Teile dieses Dokuments in elektronischer Form oder in gedruckter Form zu reproduzieren, zu vervielfältigen oder zu übertragen. Das Aufzeichnen dieser Veröffentlichung ist strengstens untersagt, und eine Speicherung dieses Dokuments ist nur mit schriftlicher Genehmigung des Herausgebers gestattet. Alle Rechte vorbehalten.

Die hierin bereitgestellten Informationen sind wahrheitsgemäß und konsistent, da jede Haftung in Bezug auf Unachtsamkeit oder auf andere Weise durch die Verwendung oder den Missbrauch von Richtlinien, Prozes-sen oder Anweisungen, die darin enthalten sind, in der alleinigen und vollständigen Verantwortung des Lesers des Empfängers liegt. In keinem Fall wird der Herausgeber für Reparaturen, Schäden oder Verluste aufgrund der hierin enthaltenen Informationen direkt oder indirekt rechtlich verantwortlich oder verantwortlich gemacht.

Die hierin enthaltenen Informationen werden ausschließlich zu Informationszwecken angeboten und sind daher universell. Die Darstellung der Informationen erfolgt ohne Vertrag oder Garantiezusage.

Die verwendeten Marken sind ohne Zustimmung und die Veröffentlichung der Marke ist ohne Erlaubnis oder Unterstützung durch den Markeninhaber. Alle Warenzeichen und Marken in diesem Buch dienen nur zu Erläuterungszwecken und gehören den Eigentümern selbst und sind nicht mit diesem Dokument verbunden.

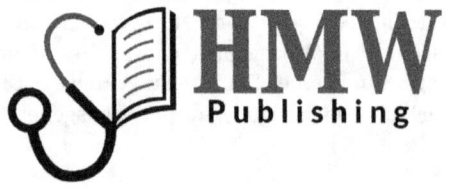

Für weitere tolle Bücher besuchen Sie uns:

HMWPublishing.com

www.ingramcontent.com/pod-product-compliance
Lightning Source LLC
LaVergne TN
LVHW011723060526
838200LV00051B/3003